Applications thérapeutiques

DU

BAIN DE LUMIÈRE

ET DU

BAIN DE CHALEUR LUMINEUSE

PAR

Le Dr Georges GEIGER

DE L'UNIVERSITÉ DE PARIS

PARIS

LIBRAIRIE DES FACULTÉS

A. MICHALON

26, Rue Monsieur-le-Prince, 26

—

1901

Applications thérapeutiques

DU

BAIN DE LUMIÈRE

ET DU

BAIN DE CHALEUR LUMINEUSE

PAR

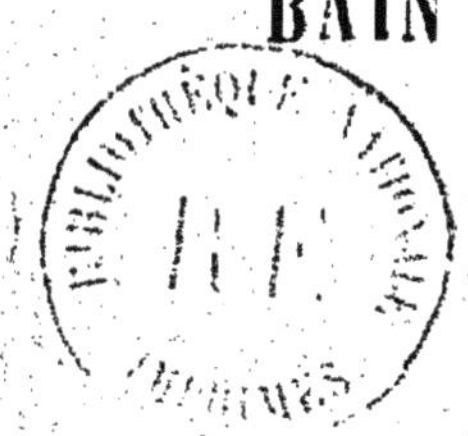

Le Dr Georges GEIGER

DE L'UNIVERSITÉ DE PARIS

———

PARIS

LIBRAIRIE DES FACULTÉS

A. MICHALON

26, Rue Monsieur-le-Prince, 26

1901

A M. LE DOCTEUR LAUNOIS

Professeur agrégé à la Faculté de médecine de Paris
Médecin des hôpitaux

A M. LE DOCTEUR ALLARD

Licencié ès-sciences physiques
Pharmacien de 1re classe
Chef de clinique de M. le professeur Brissaud

A MON PRÉSIDENT DE THÈSE

MONSIEUR LE PROFESSEUR GARIEL

Ingénieur en chef des Ponts et Chaussées
Professeur de Physique à la Faculté de médecine
Membre de l'Académie de médecine
Commandeur de la Légion d'honneur

INTRODUCTION

Nous nous proposons d'étudier, dans ce court mémoire, les propriétés thérapeutiques de la lumière et de la chaleur lumineuse qui, connues dans les temps les plus reculés, n'étaient appliquées jusqu'à ce jour que comme empirique. Aujourd'hui, grâce à l'électricité dont le tout puissant concours nous apporte une arme forte pour la défense de la vie, nous entrons dans une phase nouvelle.

Nous remercions M. le professeur Gariel de l'honneur qu'il a bien voulu nous faire en acceptant la présidence de notre thèse.

A notre très cher maître le docteur Launois dont les conseils et l'inlassable bienveillance nous ont guidé pendant toute la durée de nos études, toute notre gratitude.

Nous ne saurions trop remercier M. le docteur Allard de nous avoir aidé de sa haute compétence pour le travail qui nous occupe, en nous facilitant notre tâche.

Merci à tous nos honorés maîtres.

HISTORIQUE

Lumière. — On donne le nom de bains de lumière à l'exposition de la surface [du corps à une source lumineuse intensive.

Le traitement d'un certain nombre d'affections par la lumière est employé en Angleterre depuis assez longtemps. C'est d'abord en observant l'action des rayons lumineux sur les plantes, que l'idée est venue d'utiliser l'action physiologique de ces rayons lumineux.

Les médecins voyant les résultats que tiraient certains malades du séjour dans le Midi, eurent l'idée de substituer la lumière artificielle aux radiations solaires pour permettre d'en profiter aux malades qui ne peuvent se déplacer.

Le premier établissement pour bain de lumière (ces renseignements historiques sont tirés du livre du docteur Guimbail : *La Thérapeutique par les agents physiques*) fut créé à Philadelphie, il porte le nom d'établissement « d'insolation électrique ». Le malade est exposé, nu, dans une petite chambre fortement éclairée par des lampes à incandescence, la tête et les bras recouverts d'un voile pour éviter le brunissement de la peau et protéger la vue.

L'arc électrique a été également employé en Allemagne, en Amérique, en Russie, avec ou sans réflecteur projetant les rayons sur le corps du sujet. Le docteur Ewald (1), de Kolomna, ayant remarqué que les affections rhumatismales et nerveuses étaient notablement diminuées parmi les ouvriers d'une grande usine depuis qu'on y avait adopté, pour la soudure du fer, le procédé de Bernardos basé sur l'emploi de l'arc voltaïque, eut l'idée d'appliquer la lumière à arc pour le traitement de diverses affections et obtint des résultats favorables.

Il y a longtemps déjà, certains aliénistes proposèrent empiriquement de soumettre les aliénés au traitement par la lumière colorée.

Les rayons bleus ont paru être les plus sédatifs ; ils conviendraient à tous les cas d'excitation cérébrale.

Quelques médecins ont pu admettre que la condensation des radiations colorées dans l'eau pouvait faire contracter à cette eau des propriétés curatives. C'est ainsi que le docteur E. Savary (d'Odiandi) accorde un effet vomitif à l'eau exposée, pendant un temps variant de 1 à 6 heures, aux radiations rouges.

Chaleur. — La chaleur sous toutes ses formes a été employée dès la plus haute antiquité, l'on pourrait dire de tout temps. Les animaux eux-mêmes recherchent,

(1) Ewald. *Sem. méd.*, 1896.

avec empressement les rayons du soleil. Les modes d'applications se sont graduellement perfectionnés depuis le cataplasme émollient, masse chaude et pesante qu'on emploie aux environs de 40°, et dont on prolonge l'application jusqu'à ce que sa température soit trop abaissée, ce qui arrive rapidement, depuis les sacs remplis de son, d'avoine, de sel ou de sable chaud, jusqu'au thermophore électrique de Cerruti, se composant d'une sorte de compresse en étoffe spéciale, légère, souple, comprenant dans son tissu des fils métalliques chauffés par le passage d'un courant électrique et dont la température se règle à volonté, et se maintient constante jusqu'à interruption du courant, depuis les étuves romaines jusqu'aux Hammams luxueux de nos temps modernes.

La première étude sérieuse sur les applications thérapeutiques de la chaleur, date de 1810 et fut faite par le docteur Guyot dans son *Traité de l'incubation*.

Depuis, nombre d'auteurs se sont livrés à des recherches sur l'emploi, dans un grand nombre d'affections, du bain de vapeur, de l'air surchauffé, du bain de sable et du bain de boues.

Avec l'électricité, le traitement par la chaleur entre dans une phase nouvelle.

En 1896, l'anglais Dowsing inventa une lampe transformant directement dans le vide de l'ampoule, l'électricité en chaleur radiante lumineuse. Dès lors on peut atteindre sans danger des températures élevées auxquelles on eût été loin de prétendre, même avec les étuves sèches.

PROPRIÉTÉS PHYSIQUES DE LA CHALEUR OBSCURE ET DE LA CHALEUR LUMINEUSE

Comme la lumière, la chaleur est due aux vibrations des molécules des corps, transmises par l'éther. Ce qui différencie ces deux modes de l'énergie, c'est une différence de vitesse dans les vibrations. Dans cette théorie dynamique, tous les phénomènes calorifiques sont ramenés à une cause unique : le mouvement ; les corps les plus chauds sont ceux dont les molécules vibrent avec la plus grande vitesse et la plus grande amplitude.

La chaleur d'une source calorifique se communique aux autres corps de deux manières : par conductibilité et par rayonnement.

La conductibilité est la propriété que possèdent les corps de transmettre la chaleur de proche en proche ; cette propagation s'opère par une transmission intérieure de molécule à molécule.

Le rayonnement est la transmission de la chaleur d'un corps à un autre à travers l'espace ; lorsque l'on considère la chaleur se propageant par rayonnement on l'appelle chaleur rayonnante, chaleur radiante ou radiation calo-rifique.

Dans l'étude de la chaleur radiante, il y a lieu de distinguer la chaleur radiante obscure de la chaleur radiante lumineuse : la première est émise par les corps non lumineux, tel un vase rempli d'eau chaude et la seconde par les corps lumineux comme le soleil ou les métaux incandescents.

La chaleur radiante se propage dans le vide, elle peut être réfléchie et dirigée par des réflecteurs (expérience de Melloni, et expérience des miroirs ardents), enfin, elle est diffusible.

Le spectre calorifique qui accompagne le spectre lumineux, prouve une grande similitude entre la radiation calorifique et la radiation lumineuse. Cependant Melloni ayant fait voir que certaines substances, comme le quartz, la glace pure, qui laissent très bien passer la lumière, sont peu perméables à la chaleur de certaines sources, et que le quartz enfumé, qui est fort peu transparent est au contraire très diathermane, il semble y avoir un caractère distinctif entre la chaleur et la lumière; mais cette différence disparait quand on fait la distinction de la chaleur obscure et de la chaleur lumineuse.

En effet, en considérant d'abord la chaleur lumineuse, c'est-à-dire celle qui se trouve dans la partie visible du spectre, et en expérimentant successivement sur les sept faisceaux du spectre d'un prisme de sel gemme, MM. Jamin et Masson ont trouvé que les substances parfaitement transparentes, comme le sel gemme, le verre, l'alun, sont aussi parfaitement diathermanes. De plus, en faisant passer les différents faisceaux du spectre à travers des plaques de verre vert, bleu et violet, ils ont constaté que dans la partie lumineuse du spectre, la chaleur et la lumière se transmettent toujours, dans les mêmes proportions à travers un milieu quelconque.

Les résultats ne sont plus les mêmes avec la chaleur obscure, c'est-à-dire avec les rayons infra-rouges émis par le cuivre à 400° ou par le cube d'eau à 100°. En effet, tandis que le sel gemme laisse passer également tous les rayons calorifiques obscurs, le verre, l'alun et, en général tous les corps transparents et les substances translucides colorées, arrêtent ces mêmes rayons. Enfin, le sel gemme, le verre, le quartz qu'on a recouverts de noir de fumée, ne laissent plus passer la lumière, mais continuent à être traversés par les rayons calorifiques obscurs.

Par cet exposé nous voyons donc combien sont grandes les différences entre la chaleur radiante obscure, et la chaleur radiante lumineuse, dont la caractéristique spéciale est de pouvoir être dirigée sur un corps sans échauffer l'air ambiant et, au contact de ce corps, de se transformer en chaleur obscure, de la même manière que le soleil échauffe les plantes contenues dans une serre, de pouvoir traverser le verre sans perdre ses propriétés et de pouvoir être réfléchie par des réflecteurs tout comme la lumière.

APPAREILS

Nous ne parleron... ici que des sources lumineuses produites par l'électricité. C'est, en effet, dans ces appareils que le rapport de l'énergie des radiations lumineuses à l'énergie des radiations totales, est le plus élevé. Ils présentent du reste sur les lampes à gaz, les lampes oxydriques et à acétylène, l'avantage de la commodité et la non-production de gaz délétères.

Le professeur Finsen a voulu réserver le nom de bains de lumière à ceux-là seulement qui sont produits par l'arc électrique, s'appuyant sur ce fait, que les lampes à incandescence, ne donnant que peu de rayons chimiques et beaucoup de rayons rouges, n'agissent que par la chaleur radiante en provoquant des effets sudatoires. En réalité l'action des rayons provenant des lampes à incandescence est plus complexe que ne le veut M. Finsen car la sudation arrive à une température bien plus basse que dans le bain de vapeur ordinaire. Du reste, si nous comparons la lumière à arc et la lumière du soleil, de laquelle nous devons nous rapprocher le plus possible, nous voyons

que la première s'éloigne de la seconde par une dispro-
portion entre le nombre des différentes radiations, par
une richesse excessive en radiations chimiques, et par un
pouvoir diffusible moindre.

La lumière à incandescence (les lampes doivent être
poussées au blanc vif) se rapproche par beaucoup de
points de la lumière naturelle ; par une bonne proportion
dans le nombre de ses diverses radiations, par sa situa-
tion médid-spectrale ; et, par le vide de l'ampoule que
doivent traverser les rayons lumineux, l'analogie avec
les rayons solaires, devant traverser le vide interplanétaire
avant d'arriver jusqu'à nous, s'accuse encore.

De même que le soleil nous éclaire et nous chauffe, le
bain de lumière par incandescence, est forcément accom-
pagné, vu la présence des rayons calorifiques, de chaleur
dont les effets, tout à fait distincts de ceux de la lumière,
s'ajoutent utilement à celle-ci.

Quoi qu'il en soit, vu les petites dissemblances qui
séparent ces deux modes de production de la lumière et
les applications thérapeutiques qui peuvent en découler,
il serait bon d'appeler, comme le fait remarquer M. le
docteur Cassaut, bains de lumière inactinique, ceux dans
lesquels on emploie la lampe à arc et bains de lumière
chaude, ceux dans lesquels entrent les lampes à incandescence.

Lampes à arc. — L'arc est constitué par une étincelle
continue jaillissant entre l'extrémité de deux charbons
traversés par un courant électrique. Ces charbons sont
formés d'un aggloméré de coke en poudre, de noir de

fumée et d'un sirop de sucre très épais, séché à haute température après avoir été comprimé. Le crayon positif s'use deux fois plus vite que le négatif. L'usure des deux crayons est la même si les charbons sont horizontaux où si la lampe à arc est alimentée par des courants alternatifs. La différence de potentiel varie de 30 à 70 volts, l'intensité du courant de 5 à 100 ampères suivant la grosseur des charbons et la quantité de lumière que l'on veut obtenir.

Les appareils qui utilisent l'arc voltaïque sont de deux sortes : 1° les régulateurs électriques ; 2° les bougies électriques.

Ces bougies dues à M. Jablochkoff, sont alimentées par un courant alternatif ; elles se composent de deux charbons verticaux disposés parallèlement et séparés par un mélange agglutiné de plâtre et de kaolin afin que l'arc ne puisse jaillir qu'à leur extrémité et non en deux points quelconques de leur longueur.

Ces bougies sont abandonnées pour la production du bain de lumière, à cause du déplacement du point lumineux, ce qui peut présenter des inconvénients surtout dans les applications locales et ensuite parce que le rendement lumineux est inférieur à celui des lampes à régulateur. Ceci est dû probablement à l'interposition de la matière minérale, qui abaisse la température de la flamme en se volatilisant.

Les lampes à régulateur sont constituées par un mécanisme réglé par le courant lui-même, et destiné à rapprocher les pointes des charbons au fur et à mesure de leur combustion et prévenir l'extinction qui se produirait par suite de cet éloignement progressif.

Pour le bain de lumière général, M. Finsen emploie deux puissantes lampes à arc, de 100 ampères chacune, placées au centre d'une pièce, à peu près à deux mètres du sol, et dont les rayons sont envoyés sur le malade placé étendu sur un lit et entièrement revêtu.

Pour les applications locales il se sert, pour concentrer les rayons, d'une lentille de verre de 25 à 30 centimètres de diamètre, composée d'une face plate et d'une face convexe, soutenues en un anneau métallique, et séparées par un espace renfermant deux litres d'une solution de sulfate de fer ammoniacale très faible. L'arc voltaïque est alimenté par un courant continu de 60 à 80 ampères, sous 45 à 50 volts.

L'échauffement de la partie du corps soumise à cette application est encore évité à l'aide de deux lames de quartz, qui compriment la peau, et entre lesquelles circule un courant d'eau froide.

MM. Lortet et Genoud ont décrit (*Semaine médicale*, nº 7, 1901) un dispositif très simple qui consiste à placer sur le trajet des rayons émanant d'un arc électrique, un ballon plein d'eau qui a pour but, à la fois, de rendre les radiations lumineuses convergentes et de retenir la plupart des radiations calorifiques ; un compresseur placé sur la région que l'on veut soumettre à la photothérapie, et dans lequel circule un courant d'eau froide, arrête les quelques radiations calorifiques ayant traversé le ballon.

Lampes à incandescence. — Le principe consiste à faire passer un courant, alternatif ou continu, dans de minces filaments de charbon assez résistants pour devenir incandescents. Ces conducteurs sont enfermés dans une ampoule de verre ou l'on a fait le vide pour les soustraire à la combustion.

On fabrique des lampes à incandescence de toutes intensités lumineuses, qui fonctionnent sous un voltage de 50 à 100 volts et d'une intensité de 6 à 25 ampères.

Les lampes normales sont de 16 bougies et consomment 0,8 ampère sous 110 volts.

Kellogg fut le premier qui se servit de lampes à incandescence pour bain de lumière.

L'appareil comprend une grande caisse en bois dont la forme et les dimensions varient selon la position que le malade doit y tenir (debout, assis, couché) ; les parois intérieures sont revêtues de glaces.

Une cinquantaine de lampes à incandescence disposées dans les coins des parois mêmes, sont destinées à fournir la lumière nécessaire à l'application. Lorsque les lampes sont allumées, la lumière réfléchie par les miroirs envahit le corps du sujet qui est placé nu dans la caisse et dont la tête seulement ressort.

Il est à remarquer que les lampes à incandescence donnent une lumière un peu moins riche en rayons chimiques que la lampe à arc ; malgré cela, les appareils de ce genre sont très répandus et ressemblent avec quelques variantes à l'appareil primitif de Kellogg. On peut y joindre un petit tabouret chauffé par des lampes semblables, sur lequel reposeront les pieds du malade; il pourra

2

rendre quelque service chez les anémiés et les personnes ayant quelque tendance à l'anémie cérébrale.

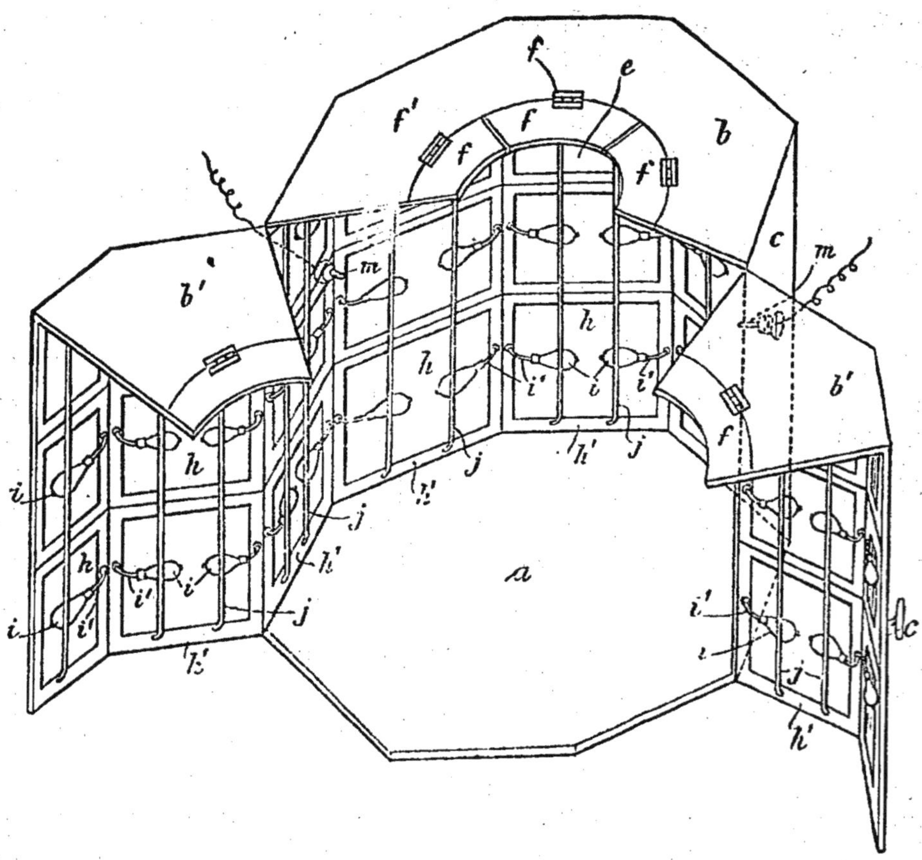

Pour les applications *in loco morbi*, M. Laquer a fait construire une petite caisse ouverte contenant six lampes à incandescence chacune de 16 bougies, la caisse est

fixée par un anneau à coulisse, à un support en métal de
1 m. 20 de hauteur ; une manivelle permet de porter la
caisse en toutes directions. L'intérieur de la caisse est
nickelé et reflète, à un haut degré, les rayons lumineux
et calorifiques.

Appareils Dowsing. — La chaleur radiante lumineuse
est ici fournie par des lampes à incandescence, spéciales,
inventées par l'ingénieur anglais Dowsing. De forme
généralement allongée, elles sont formées d'un filament de
composition spéciale. La lampe Dowsing absorbe un
courant de 110 volts et 2,5 ampères ; elle émet à la fois
des rayons lumineux et calorifiques, ces derniers en
quantité bien plus grande que les lampes électriques
ordinaires servant à l'éclairage. Un rhéostat, servant à
faire varier le courant, permet d'obtenir une température
exactement réglée d'avance.

Des réflecteurs de forme appropriée et mobiles, servent
à diriger les rayons de chaleur lumineuse, sur une partie
du corps ou sur le corps entier.

Bains locaux. — L'appareil est identique à celui de
M. Laquer, seulement les lampes Dowsing remplacent
ici les lampes à incandescence ordinaires. L'appareil et le
malade sont à l'air libre, l'action des radiations se règle
soit en agissant sur le rhéostat placé dans le circuit, soit
en réglant la distance du foyer.

Au lieu d'agir par radiation directe, on peut faire
usage de la chaleur radiante en utilisant l'échauffement
de l'air surtout dans les applications sur les membres.

Le membre est placé entre deux réflecteurs formant les côtés de l'appareil, une toile d'amiante constitue les parois inférieure et supérieure. Comme on le voit, la circulation d'air venant du dehors n'est pas complètement supprimée, il est en effet nécessaire que la vapeur d'eau résultant de la transpiration, soit éliminée, autant que possible au fur et à mesure de sa production.

Bains généraux. — L'appareil pour bain complet ne diffère du précédent que par ses dimensions. Il se compose d'un lit avec matelas d'amiante, d'une couverture de même tissu et de quatre grands réflecteurs contenant les lampes au nombre de huit. A raison de 2,5 ampères sous 110 volts, on voit que l'on dispose d'une somme d'énergie considérable, d'environ 3 chevaux-électrique, se transformant directement au niveau des lampes en chaleur lumineuse. De fortes tringles fixées au bâtis du lit permettent de rendre mobiles ces réflecteurs. La couverture d'amiante, maintenue à 30 centimètres environ au-dessus du malade entièrement dévêtu, enserre le cou de son extrémité supérieure, laissant ainsi la tête complètement à l'air libre. Pour avoir le bain complet par radiation directe, il suffit de supprimer la couverture d'amiante.

ACTION PHYSIOLOGIQUE DE LA LUMIÈRE

L'influence de lumière sur le développement des végétaux est fort anciennement connue et l'excitation, lumineuse sur la cellule végétale, a de tout temps préoccupé les savants.

La lumière joue un rôle manifeste dans la production de la chlorophylle, la réduction de l'acide carbonique, et la réduction des composés azotés pour la formation des albuminoïdes. Pour démontrer que l'action de la lumière est distincte de la chaleur, le docteur Onimus fit l'expérience suivante : il recouvrit d'une étoffe noire un terrain planté de vigne, de façon à accroître la température locale, tout en restreignant l'apport de la lumière. Dans ces conditions le raisin ne mûrit pas.

Cette action de la lumière sur les végétaux, nous la retrouvons également dans le règne animal. Edwards en plaçant au fond d'une rivière des larves de grenouille, contenues dans deux boîtes percées de trous, l'une opaque et l'autre transparente, remarqua qu'au bout de trois semaines, la boîte transparente contenait des grenouilles tandis que la boite opaque ne contenait que des têtards.

La lumière agit aussi sur les microbes, dont elle diminue ou annule la virulence.

Les premières recherches dans ce sens, datent du travail remarquable de Dowres et Blunt en 1877. Ces savants avaient observé l'action délétère de la lumière solaire sur les bactéries et sur leurs spores. Nous devons à MM. D'Arsonval et Charrin, des recherches sur l'influence de la lumière sur le bacille pyocyanique. Ces auteurs constatèrent au bout de très peu de temps une diminution du pouvoir chromogène. M. Arnould (1) entreprit les mêmes recherches sur le bacillus anthracis et le bacille tuberculeux. M. Arnould attribue les propriétés bactéricides aux rayons chimiques du spectre ; il constata que la lampe à incandescence et la lumière du gaz, possédaient les mêmes propriétés que la lumière naturelle mais à un degré moindre.

Le docteur Jousset en inoculant à des cobayes des crachats tuberculeux, exposés préalablement à la lumière solaire ou à la lumière diffuse, remarqua que ces animaux restaient complètement indemnes ; ou, du moins, qu'ils présentaient une survie considérable, bien que l'on retrouvât le bacille au niveau de la plaie d'inoculation.

Kellogg a établi des recherches comparatives sur l'élimination de l'acide carbonique dans le bain de lumière électrique et dans le « bain turc ». Pendant le bain de

(1) Arnould, *Nouveaux éléments d'hygiène*, 4ᵉ édition, 1900.

lumière, l'élimination d'acide carbonique analysée toutes les 5 à 10 minutes, donna les résultats suivants :

Après 5 minutes 4,10 p. 100
»   10   »   4,10   —
»   20   »   4,20   —
»   30   »   5,13   —

Pendant le bain turc.

Après 5 minutes 4,03 p. 100
»   10   »   4,07   —
»   30   »   4,01   —

Le bain de lumière électrique provoque donc une élimination d'acide carbonique plus grande que le bain turc, et par conséquent l'absorption d'oxygène serait pour le premier, plus grande que pour le second.

Kellogg continuant ses recherches vit que la lumière pénétrant profondément dans les tissus, porte sa stimulation jusqu'aux organes hémato poiétiques et sur les éléments cellulaires des tissus mêmes. Pour démontrer que la lumière électrique peut traverser les tissus du corps humain, M. Gebhardt plaça dans la chambre obscure une plaque photographique sur la paume de la main, de manière que la surface non sensibilisée regardait la peau, et cela pour éviter l'effet des sécrétions cutanées ; ensuite il couvrit le bord de la main et les espaces inter-digitaux avec du plâtre ; enfin il exposa le dos de la main à la lumière d'une lampe à arc de 9 ampères, à une distance de 40 cm. L'exposition dura 20 minutes.

Il constata après développement, que la plaque s'était noircie en correspondance des doigts, de la région métacarpienne et un peu plus faiblement de l'éminence thénar. La preuve que la lumière avait pénétré à travers les tissus était évidente.

ACTION PHYSIOLOGIQUE DE LA CHALEUR

La chaleur augmente la circulation superficielle en produisant une hypérémie de la peau, accompagnée de phénomènes sudorifiques.

En faisant des expériences sur le chien, M. Kowalski a montré qu'elle exerce une influence directe sur la circulation lymphatique, en augmentant le volume des vaisseaux lymphatiques.

Ces modifications sont sous la dépendance du système nerveux à l'influence duquel sont soumis les nerfs vaso-moteurs.

La température du corps s'élève, même dans des applications locales qui influent également sur la circulation générale.

Par suite de l'afflux du sang vers la périphérie, la pression sanguine s'abaisse, le pouls devient plus fréquent et la dépression parfois considérable ; souvent la température des organes internes s'abaisse. Les mutations intra-organiques en subissent une certaine influence, l'azote se dégage en plus grande quantité.

ACTION THÉRAPEUTIQUE DE LA LUMIÈRE

Les expériences de physiologie et de clinique ont démontré que les rayons lumineux, suivant la manière dont ils sont employés, peuvent agir sur la circulation, sur la nutrition et sur le système nerveux.

Les rayons blancs d'une grande intensité activent la circulation générale ou locale, selon l'étendue de l'application, mais surtout la circulation superficielle, ils activent la nutrition à la condition que la lumière soit considérable et agisse sur la totalité du corps. L'action de la lumière s'exerce d'abord sur le symptôme douleur et sur les troubles trophiques qui sont amendés et guéris.

Les rayons rouges agissent aussi sur la circulation cutanée, mais ils pénètrent dans la profondeur des tissus et la circulation se trouve portée au-dessus de son activité normale. Leur action est très efficace sur la douleur due à une inflammation et sur les troubles trophiques.

Les rayons bleus et violets ralentissent la circulation, leur application calme l'hypérémie, déprime le pouls et abaisse la température.

Les observations de de Parville montrent que les radiations les moins réfrangibles ont une action excitante sur le système nerveux, tandis que les radiations les plus réfrangibles ont une action calmante.

Le bain de lumière agit par excitation directe des terminaisons nerveuses du derme ; il agit sur la masse sanguine considérable contenue dans les vaisseaux de la peau qui en absorbe la partie la plus importante (Guimbail).

Sous l'influence de la lumière l'hématie acquiert des propriétés trophiques manifestes, sa quantité s'accroît, les cellules chromoblastes apparaissent plus nombreuses et de couleur plus foncée. Consécutivement la peau se colore, la teinte chlorotique et la pâleur anémique se modifient favorablement. M. Grandinetti a observé cette action heureuse de la lumière, chez des anémiques et des chlorotiques.

La désassimilation est considérablement retardée par la lumière, c'est ainsi que chez les animaux le rapport de leur poids à la quantité d'aliments ingérée, se trouve renversé des pays ensoleillés aux climats sombres. La conséquence directe de cette action remarquable, c'est la lutte contre l'obésité. Le docteur Colombo, directeur de l'institut kinésithérapique de Rome, rapporte l'observation suivante.

OBSERVATION I

Obésité. Accès de dyspnée par suite de cœur graisseux.

Femme de 40 ans environ ; elle fréquente notre Institut dès 1897 à cause d'altérations de la circulation et de la respiration (œdèmes, asthme, etc.) en rapport avec l'obésité. L'oppression se présente chez elle à chaque petit effort, mais surtout lorsqu'elle est en position horizontale. Cœur hypertrophique faible; à la pointe un léger frottement systolique ; le deuxième ton sur la pulmonaire est renforcé. Pouls assez fréquent (84-96), petit mais régulier.

Notre malade a fait chaque année, pendant deux mois, de la gymnastique médicale, le massage, tout en suivant un régime hygiéno-diététique antipolysarcique. Ce traitement lui a toujours été avantageux, et cette année-ci elle est venue à l'établissement en condition de santé bien meilleure qu'auparavant. L'obésité cependant n'est pas disparue (96 k.), le cœur est plus fort, le pouls plus ample, point d'œdèmes. aux jambes. La malade recommence donc le traitement suivi dans les années précédentes ; on y ajoute les bains de lumière, appliqués avec prudence et par séances pas trop longues qui ensuite se prolongent 28 à 30 minutes. Pendant deux mois elle fit en tout 42 bains de lumière et sans aucun régime antipolysarcique, le poids du corps diminua de 6 k. 900, l'asthme aussi se fit moins violent et la fréquence du pouls n'était plus marquée.

Cette amélioration des altérations cardio-vasculaires fut si considérable que maintenant encore, c'est-à-dire cinq mois après le traitement, la malade peut faire de longues promenades et peut dormir couchée sur le dos : ce qui chez elle ne s'était pas vérifié depuis bien des années. Au troisième jour d'application du bain de lumière (11 février 1899) l'examen objectif du sujet nous donne les faits suivants :

Pulsations avant le bain 81, respiration 28. Après 15 minutes la transpiration commence : pulsations 110, respiration 34. Température intérieure de l'appareil 42° C. Transpiration profuse après 24 minutes ; on fait sortir la malade du bain : pouls 141, respiration 40. — 20 minutes après le bain on a : pouls 90, respiration 26.

La faculté que nous avons de diriger les rayons lumineux sur telle région du corps nous permet de traiter avec fruit l'obésité locale. On comprend que l'amélioration des fonctions du sang suffise à combattre l'envahissement des tissus par la graisse. C'est surtout dans le rhumatisme et la goutte que les bains de lumière furent employés dès le début. M. Colombo rapporte l'observation d'un homme atteint d'ankylose complète du genou gauche guéri par cette méthode.

OBSERVATION II

Ankylose complète du genou gauche à la suite de synovite rhumatismale.

Homme de 33 ans, très fort. Sept mois avant il fut pris tout à coup d'une synovite du genou gauche, avec fièvre, forte douleur et enflure. Cet accès dura pendant plus d'un mois ; l'articulation resta enflée et très douloureuse pendant plus de deux mois. Le malade fut obligé de rester tout ce temps au lit, immobilisé; il en résulta une ankylose angulaire du genou. Des éminents cliniciens jugèrent qu'il s'agissait d'arthrite rhumatismale ; ils exclurent une forme spécifique et surtout la forme tuberculeuse.

Le malade vint à l'Institut le 21 novembre 1898. L'articulation du genou est très enflée, la rotule est presque tout à fait immobilisée ; forte douleur spontanée au côté intérieur de la rotule, ce qui empêche le malade de faire des mouvements légers et limités ; cette douleur n'est pas augmentée par la pression. Le malade ne peut faire que quelques pas dans la chambre, considérable dénutrition de la cuisse, moins forte à la jambe.

Les mouvements du pied sont tout à fait normaux.

La cuisse, 20 centimètres au-dessus de la rotule, mesure à gauche 41 cent., et à droite 48,2 cent., A 19 cent. au-dessus de la cheville interne : à droite 34.5 cent., à gauche 34 cent.

La mensuration de l'angle de flexion et d'extension de la jambe par l'appareil B 9, B 10 de Zander, donne 60° à la flexion et 25° à l'extension : c'est-à-dire que la jambe ne parcourt que 35°.

On prescrit au malade la gymnastique médicale, le massage manuel et électrique ; pour faciliter l'absorption des exsudats articulaires, on y ajoute les bains de lumière. En 3 mois il fit 40 bains de lumière. Après peu de temps la douleur et l'enflure cédèrent ; petit à petit l'articulation devint plus mobile.

Après chaque bain de lumière la sensation de pesanteur au genou diminuait considérablement; la jambe pouvait arriver à un plus haut degré de flexion et d'extension.

Voici le résultat de l'examen du malade le 9 février 1899. (Bain de lumière debout ; toutes les lampes allumées):

Pouls avant le bain 82; respiration, 82. La transpiration commence après 6 minutes ; pouls 96 ; respiration 30. Température interne de l'appareil 30°.

Transpiration profuse après 18 minutes: on fait sortir le malade du bain. Pouls, 108 ; respiration 42. Température intérieure de l'appareil 43° C. Observation 15 minutes après le bain ; P. 86 ; R. 20.

Nous avons revu le malade dans le mois d'août, lorsqu'il retourna chez nous pour suivre, pendant 2 mois encore le traitement précédent, et nous avons pu constater que l'amélioration augmentait toujours. L'enflure au genou est presque évanouie : la rotule est mobile, surtout latéralement, le malade se promène tout seul dans la rue. Flexion 5°; extension 5°; la jambe donc fait une excursion de 85°.

La nutrition de l'extrémité est aussi améliorée, presque normale : à 20 cent. au-dessus de la rotule on a 48, 2 cent., à droite et 46 cent. à gauche.

La jambe a 19 cent., au-dessus de la cheville interne, mesure à droite 37 cent., et à gauche 36.5 cent.

M. Grandinetti, le docteur Ewald et le professeur Kuthy ont également obtenu des résultats remarquables dans le rhumatisme articulaire chronique ou musculaire. M. Kuthy (Orvosi Hetilap., 1900) voit dans les bains sudorifères à incandescence, le meilleur moyen pour provoquer la transpiration sans chercher, pour le moment, les effets de la lumière. On s'explique pourquoi ni le travail du cœur, ni le bien-être subjectif, même sous des températures de 50° à 60°, n'en sont pas influencés ; car avec des applications de la durée de 15 à 20 minutes, il n'est pas possible de constater une augmentation de température du corps. En effet la perte de chaleur par la transpiration est si puissante qu'il ne peut se produire dans un temps si court, une accumulation de chaleur dans l'organisme. Kully a obtenu d'excellents résultats dans les maladies où l'abondance de la sueur à toujours été favorable.

Dans un cas de saturnisme, le professeur de Renzi, constata dans la sécrétion sudorale, une grande quantité de plomb, le malade de cette observation s'en améliora notablement.

La photothérapie a donné à M. P. Barbensi des résultats incontestables chez les diabétiques, même dans des cas anciens ; il constata une diminution rapide de sucre dans l'urine et les oxydations augmentèrent considérablement.

Dès 1894 M. de Renzi soumit des tuberculeux à l'action des bains de lumière électrique et fit connaître au Congrès de la tuberculose tenu à Naples, (avril 1900) l'amélioration notable obtenue sur neuf malades. Il explique l'effet bienfaisant de la lumière, par son action chimique et par l'influence qu'elle exerce sur la transpiration avec laquelle les matières toxiques sont aussi éliminées. Le docteur Kime remarqua aussi que les malades augmentent de poids et que l'état général s'améliore ; les malades étaient soumis au traitement deux fois par jour et chaque séance était de 30 minutes. Le docteur Kime employait une technique un peu spéciale, il faisait tomber les rayons lumineux sur un grand miroir composé, circulaire et de couleur bleue, de cette façon on utilisait les rayons chimiques en éliminant en partie les rayons calorifiques.

M. de Renzi a fait des expériences sur l'homme et sur les animaux, avec la lumière localisée ou diffuse, dans la phtisie laryngée. Les résultats les plus favorables ont été obtenus avec la lumière électrique et la lumière solaire.

Mais c'est dans la tuberculose cutanée, le lupus vulgaire, que l'action bactéricide de la lumière s'est montrée le plus efficace, entre les mains du docteur Finsen. Il utilise les rayons chimiques produits par une lampe à arc. Les rayons concentrés par la lentille, tombent sur une région très limitée (environ 3 cm. de diamètre), l'effet des rayons est facilité par la compression produite par l'ischémie. Il suffit d'une séance d'une heure seulement. Après la séance la peau est rouge, parfois il y a aussi une légère douleur ; après quelques heures l'inflammation arrive au plus haut degré, jusqu'à présenter des caractères érysipélateux. Quelques jours après les faits inflammatoires disparaissent : le tissu malade est substitué par un tissu normal, la cicatrice a bel aspect.

M. Kümmel a confirmé de tous points les expériences de Finsen.

Lumière rouge. — Le docteur Chatinière (1) a soumis à l'action de la lumière rouge un certain nombre de rougeoles. Des rideaux d'andrinople rouge aux fenêtres, une lanterne rouge pour éclairer la chambre du malade, constituent un attirail aussi simple que peu coûteux.

Cette méthode paraît avoir non seulement une action curative mais abortive, elle influence favorablement plusieurs des symptômes de la rougeole : l'éruption disparaît d'abord sur les parties découvertes, et, en dernier lieu, sur les régions du corps soustraites à l'influence des rayons rouges.

L'hyperthermie s'apaise promptement. Enfin les phénomènes laryngiens et bronchiques ont paru très nettement atténués. Au point de vue de l'action, M. le docteur Chatinière pense que la résistance de l'organisme à l'infection et ses moyens de défense, sont simplement accrus et renforcés par cette influence. L'excitation du système nerveux, que l'auteur a notée chez un enfant, et les phénomènes nerveux, observés récemment, chez les ouvriers qui travaillent à la lumière rouge, dans les ateliers Lumière, pour la fabrication des plaques photographiques, paraîtraient en concordance avec cette interprétation.

(1) Dr Chatinière, *Presse médicale*, 1900

La constatation faite par les neurologistes (Binet, Féré, Gilles de la Tourette. etc.) que le rouge est un puissant dynamogène, tendrait à la même hypothèse.

Des effets favorables furent obtenus également, par Finsen, dans la variole à l'aide des rayons rouges. Ils empêcheraient les pustules de devenir purulentes, elles se dessécheraient plus vite ; il n'y aurait ni fièvre de suppuration, ni cicatrices consécutives.

Ceci détermina M. le docteur Winternitz, à expérimenter un traitement analogue chez des eczémateux.

Dans ces essais les placards éruptifs, préalablement recouverts d'une fine étoffe de soie de couleur rouge intense, furent exposés directement à la lumière solaire, aussi longtemps que possible. On constata une régression rapide des symptômes morbides, le suintement séreux, l'hypérémie cutanée et l'infiltration ont diminué, puis disparu complètement.

En résumé, l'on peut reconnaître, avec Lindemann, dans le traitement par les appareils à irradiation, à arc voltaïque et à lampes à incandescence, trois espèces d'effets :

1° Effet de la chaleur, qui a une action stimulante sur la peau ;

2° Action spécifique de la lumière (action excitante, bactéricide, etc) ;

3° Effet de suggestion particulière à la photothérapie, et dont on se sert souvent avec avantage, dans le traitement des maladies nerveuses.

ACTION THÉRAPEUTIQUE DE LA CHALEUR

L'application de la chaleur par divers procédés, peut
suppléer par une sudation artificielle à l'insuffisance de
la diurèse, bien que la sueur contienne moins de ma-
tériaux solides que l'urine, et qu'il faille 18 à 24 litres de
sueur, pour éliminer la quantité de déchets organiques
excrétés journellement par le rein.

Se basant sur l'hypérémie que détermine la chaleur,
M. le docteur Jacoby, soumit à ce mode de traitement, un
certain nombre de tuberculeux.

L'appareil se compose d'un lit, d'un gilet de caoutchouc, d'une marmite et d'une pompe.

Le thorax étant couvert du gilet, dans l'intérieur duquel doit circuler l'eau chaude, le malade se met au lit,
les extrémités et le bassin élevés de façon que les épaules
et la région du sommet, occupent la région la plus basse.

La tête repose horizontalement, ou bien elle est quelque peu élevée par un support spécial, le gilet embrasse
le corps très étroitement, grâce à des courroies élastiques,
de sorte que l'eau ne peut s'écouler que par l'orifice

pratiqué dans le bas du gilet. Sous l'orifice supérieur du gilet se trouvent disposés, 8 orifices, 4 en avant et 4 en arrière, dans lesquels sont placés les tubes en caoutchouc, de l'épaisseur du petit doigt, qui portent l'eau chaude de la marmite à la région des sommets, sous une forte pression (grâce à la pompe).

Par devant, de chaque côté, un jet d'eau est dirigé vers la région sus-claviculaire ; par derrière, les deux jets vont l'un à côté de l'autre au-dessus des épines des omoplates.

Pendant toute la durée du bain on met en mouvement la pompe, de sorte que, à part l'action de la chaleur, il y a encore une action de massage. Après avoir baigné toute la cage thoracique, l'eau s'écoule de nouveau dans la marmite, où on la maintient à une température donnée, à l'aide d'une lampe à alcool.

Dans le sanatorium de M. Dettweiler (à Falkenstein) l'eau du bain était à 45° ; le bain durait 30 minutes et était ordinairement répété deux fois par 24 heures. Après le bain le malade était rapidement et soigneusement essuyé. Le malade se couche ensuite sur un fauteuil et on le porte à l'air libre au bout de 1/4 d heure.

Sur 12 malades traités, chez deux l'on fut obligé d'arrêter le traitement par suite de congestion cérébrale. (Jacoby attribue ces congestions à ce qu'on n'avait pas procédé avec assez de gradation et qu'on n'avait pas laissé le malade s'habituer petit à petit au traitement.)

Les autres dix malades disaient se sentir mieux après le bain et respirer plus librement.

En somme les malades furent améliorés, mais les signes sténoscopiques ne furent pas modifiés.

L'action de la chaleur sur le sang, fut mise à profit par le docteur Laqueur qui, à l'exemple de Jacob, de Robin et de Senator, soumit plusieurs cas de chlorose à la sudation.

Il obtint d'excellents résultats, le contenu en hémoglobine du sang qui, avant le traitement était de 42 p. 100, arriva à 58 p. 100 et, dans un cas, de 35 p. 100 à 54 p. 100.

M. Ulmann a présenté à la Société impériale des médecins de Vienne, (1) plusieurs malades atteints d'affections articulaires blennorrhagiques ou syphilitiques, qui, après avoir été soumis sans résultats à divers traitements, ont guéri en quelques semaines, par l'application d'air chaud suivant le procédé de Bier.

L'auteur a traité en outre 150 cas d'ulcérations des organes génitaux, des membres et du tronc, modifiés avantageusement dès la première application d'air chaud. Il faut une température plus élevée pour déterger les ulcères que pour tonifier les plaies et les rendre granuleuses. Chez les sujets anémiques, cachectiques, dyscrasiques ou débilités par une cause quelconque, le traitement par l'air chaud donne de meilleurs résultats que les antiseptiques chimiques.

Dans les applications qui précèdent, nous voyons très nettement l'action microbicide de la chaleur. La suractivité de la circulation sanguine a été mise à profit par

(1) Ulmann, *Semaine médicale*, n° 53, 1900.

M. Polano, avec le même succès pour le traitement d'exsudats pelviens chroniques.

C'est ainsi que dans un cas, vingt bains d'air chaud suffirent pour amener la disparition complète d'un exsudat de consistance pierreuse, qui s'étendait jusqu'à l'ombilic.

Le premier jour on fait une séance de 20 minutes et on ne dépasse pas 120°. On augmente graduellement et au bout d'une semaine on donne des bains d'air de 135 à 150° pendant 3/4 d'heure.

Les applications d'air chaud furent essayées également dans l'ostéomalacie.

Partant de ce fait, que le processus ostéomalacique débute par une vascularisation intense de la moelle osseuse, M. le docteur Schmidt (1) rechercha, à l'aide de ce procédé, une forte hypérémie superficielle, pour décharger les vaisseaux des parties profondes. Il soumit à ce traitement deux femmes atteintes d'ostéomalacie typique puerpérale.

L'une d'elles marchait difficilement ; après quelques bains quotidiens d'air chaud, on constata, chez elle, une amélioration sensible des troubles fonctionnels et la guérison complète fut obtenue en 59 séances.

Chez la deuxième malade, il existait des lésions avancées du bassin et une impotence absolue ; la patiente gardait le lit depuis dix mois.

Au bout de trois mois de traitement par des bains d'air chaud, pris tous les jours, cette femme marchait et mon-

(1) Docteur Schmidt, *Semaine médicale*, n° 29, 1891.

tait des escaliers, seule et sans béquilles, ni canne. Revue, cinq mois plus tard, elle déclara se trouver complètement guérie et capable de vaquer aux travaux du ménage, sans la moindre fatigue; c'est à peine si elle ressentait, le matin, quelques douleurs, au niveau du sacrum.

La durée des bains a varié dans ces deux cas, d'une demi-heure à 1 heure et demie.

La chaleur peut donc rendre des services dans des affections aussi nombreuses que diverses, malheureusement, produite par les appareils ordinaires, elle est contre-indiquée chez les artério-scléreux, les cardiaques, les cachectiques, ainsi que dans les maladies fébriles.

Nous verrons que la chaleur radiante lumineuse, permet d'obtenir des résultats identiques, si nous ne la considérons que comme source de chaleur seule, avec moins de danger, et tout en restreignant le nombre des contre-indications.

AVANTAGES DE LA CHALEUR COMBINÉE
A LA LUMIÈRE
CHALEUR LUMINEUSE

En 1898, M. Lindemann avait communiqué l'emploi qu'il avait fait d'appareils à air sec, chauffés par le courant électrique, pour le traitement de diverses affections ; il résolut le problème d'obtenir la sécheresse et la pureté de l'air chaud, et de pouvoir régler la température en substituant le chauffage électrique aux lampes à esprit de vin, au gaz. De cette façon, il obtient une distribution plus uniforme et plus constante de la température. Il constata que 160° C. peuvent être supportés, non seulement sans troubles immédiats, mais aussi sans sensations désagréables.

Après une heure de traitement localisé, la température de l'aisselle et la respiration ne changent pas, tandis que la température locale s'élève de 4 à 5°. Quant à la circulation, on remarquait que le pouls devenait plus fréquent pendant le traitement, pour devenir plus plein et plus régulier après le traitement.

Les avantages de la chaleur radiante lumineuse, sur les bains d'étuves, résultent donc de ce que les premiers peuvent se régler avec la plus grande facilité, en allumant le nombre de lampes que chaque cas exige, et de l'inutilité des chaleurs élevées, pour provoquer une abondante sudation : une température de 30 à 33° suffit pour obtenir ce résultat. Pour obtenir une sécrétion de sueur bien évidente dans les bains turcs, il faut que la température y monte jusqu'à 60 à 65° Cela tient à ce que, dans le bain de chaleur lumineuse, la chaleur pénètre directement par irradiation, tandis que dans les bains de vapeur, la chaleur se répand dans le corps lentement, par diffusion, et par contact, et à l'action directe excitante des rayons chimiques sur les glandes sudoripares.

Au point de vue de l'hygiène, la lumière électrique doit être aussi préférée aux autres sources de chaleur, qui dégagent des produits de combustion plus ou moins nuisibles.

La chaleur radiante lumineuse, produite par les appareils Dowsing, nous permet également de soumettre le corps humain à des températures atteignant jusqu'à 260 degrés centigrades pour le bain partiel, et 205° pour le bain complet et d'y produire des modifications profondes, heureusement utilisées en thérapeutique alors que l'étuve sèche est difficilement supportée à 80° et que le bain de vapeur est dangereux à 50°.

ACTION THÉRAPEUTIQUE
DE LA CHALEUR LUMINEUSE

Cette action combinée de la chaleur et de la lumière se trouve réalisée par les appareils à lampes à incandescence, et surtout par les appareils Dowsing.

Un des premiers effets des bains de chaleur lumineuse est la rougeur de la peau, due à la dilatation des capillaires sanguins et à la suractivité de la circulation périphérique.

L'état érythémateux de la peau paraît dès le début du bain, lorsque la peau est encore sèche et se prolonge, quelque temps après la cessation. Chez des sujets à peau délicate on peut même noter une légère desquamation après un certain nombre de séances. Une conséquence de la dilatation des vaisseaux périphériques est l'accélération du pouls. Après le bain de chaleur lumineuse, le pouls devient plus ample et plus énergique. Les actes respiratoires deviennent également plus profonds.

Il se fait à la surface pulmonaire une élimination plus grande d'acide carbonique et des produits d'oxydation.

La quantité d'urine est presque toujours augmentée, ainsi que l'urée.

Une des principales applications de la chaleur lumineuse est, sans contredit, le traitement du rhumatisme chronique et de l'arthrite déformante. Après quelques applications, la douleur disparaît, les articulations diminuent de volume et les mouvements deviennent possibles. Cette action, du reste, se trouve résumée par l'observation suivante :

OBSERVATION III

(Due à l'obligeance de M. le docteur Allard.)

M. P... nous est adressé par le docteur Chiroux de Saint-Amand. Le malade est atteint depuis près de deux ans de polyarthrite déformante ; toutes ses articulations sont déformées et douloureuses, celles des genoux principalement.

Les tendons des fléchisseurs de la jambe sur la cuisse sont rétractés, ce qui, ajouté à la douleur, rend la marche impossible.

Le traitement consiste à alterner le bain général de chaleur lumineuse Dowsing avec une application de courants de haute fréquence (autoconduction). Le 15 octobre 1901, le premier bain Dowsing général est donné à 80° C température max. durée 15 minutes, transpiration abondante.

Le 2° est donné deux jours après à 100° C max. puis à 120°, 130 et 150° C, la durée est portée de 15 à 25 minutes après le 5° bain. Ces bains sont très bien supportés par le malade ; la douleur et le gonflement des articulations diminuent, les jambes s'allongent mieux.

Après une série de 18 bains pris dans l'espace d'un mois et demi, en alternant avec les courants de haute fréquence, le malade peut marcher avec deux cannes sans souffrir. Nous aurions voulu prolonger le traitement, convaincu que nous étions de la possibilité d'une amélioration plus grande, mais l'hiver pluvieux a fait fuir le malade de Paris pour des régions plus chaudes et plus sèches ; nous n'avons pas eu de ses nouvelles depuis son départ.

OBSERVATION IV

(Due à l'obligeance de M. le docteur Allard.)

M. B... nous est adressé par le docteur Florand, médecin des hôpitaux de Paris, le 25 novembre 1901. M. B... souffre d'un rhumatisme articulaire localisé au poignet droit ; le poignet, le dos de la main sont gonflés, très douloureux à la pression ; les mouvements de mobilisation, ceux d'abduction et d'adduction surtout sont très pénibles. Traitement par la chaleur radiante lumineuse. Première séance le 25 novembre 1901, durée 20 minutes, T. 100°. C. avec l'appareil local spécial à la main. Immédiatement après, séance de massage très bien supportée.

Le lendemain le gonflement augmente, ce qui est assez fréquent. Deuxième séance à 110° pendant 20 minutes ; le massage qui la suit immédiatement n'est pas douloureux du tout. Après la troisième séance faite le lendemain comme la précédente les mouvements de mobilisation sont indolores.

Enfin après la quatrième séance la guérison est complète. Elle se maintient depuis.

Dans ces observations, l'action sédative sur le symptôme douleur est des plus caractérisées, la chaleur radiante lumineuse apporte un soulagement considérable dès la première séance, pour s'accentuer de plus en plus dans les applications suivantes. Nous en avons un exemple typique dans la dernière observation que voici.

Observation V

(Due à l'obligeance de M. le docteur Allard.)

Mme F..., 35 ans, d'une bonne santé générale, souffre depuis 18 mois de douleurs violentes siégeant au niveau du deltoïde droit, ces douleurs s'irradient dans le cou, dans le dos et l'avant-bras jusque dans la main ; la nuit elles réveillent la malade à heure fixe entre 4 et 5 heures du matin. Pas de craquement articulaire, aucune douleur par la pression des nerfs. Tous les traitements ont été essayés sans succès. Le docteur Launois, médecin des hôpitaux, me l'adresse le 3 décembre. Je fais une première application de chaleur radiante lumineuse, le bras étant placé dans l'appareil spécial aux membres et le petit appareil projetant des rayons lumineux et calorifiques sur la nuque et le dos ; température 80° C., durée 15 minutes. Le lendemain après une deuxième séance, 90° C. pendant 15 minutes, transpiration locale abondante, la nuit a été bonne, la crise douloureuse ne s'est produite que le matin à 7 heures. Après la troisième séance à 100° d'une durée de 20 minutes, la douleur qui n'a été ressentie qu'à 7 heures, a été beaucoup moins violente ; à partir de ce moment, les séances ont été faites à 100° et d'une durée de 20 à 25 minutes. Après la quatrième séance, la douleur de s'est plus fait sentir. La malade a alors cessé de s'envelopper le bras d'ouate et de taffetas comme elle le faisait chaque nuit, elle n'a plus eu la moindre rechute et nous a quitté le 23 décembre après 15 séances, se considérant comme guérie.

Nous avons eu depuis de ses nouvelles, la guérison se maintient.

L'action sédative des bains de chaleur lumineuse se retrouve avec la même netteté dans les entorses, où la première séance apporte au malade un soulagement considérable.

Les résultats contradictoires obtenus dans la sciatique proviennent de ce que cette affection peut être d'origine névralgique ou névritique, la première cédant facilement au traitement, la deuxième étant rebelle à toutes les médications.

Les bains d'air chaud constituent une médication rationelle de l'obésité, mais l'on observe trop souvent chez ces malades, à la suite de ce traitement, de l'angoisse précordiale, des syncopes, des vomissements.

C'est pourquoi il y a avantage à remplacer ces pratiques par les bains de chaleur lumineuse, qui ne donnent lieu à aucun accident cardiaque, même chez les sujets atteints de maladies de cœur.

INDICATIONS

Les bains de lumière électrique sont efficaces en particulier pour le traitement de l'obésité, du rhumatisme, du diabète, du brightisme et en général des maladies que M. Bouchard a appelées maladies par ralentissement de la nutrition.

C'est un excellent tonique dans le traitement de la neurasthénie, des névralgies, de l'infection chronique de la malaria.

Les effets curateurs de la lumière obtenus par Finsen et constatés par d'autres auteurs, en font un mode de traitement rationnel pour les tuberculoses cutanées.

La lumière rouge semble avoir des effets favorables dans la variole, la rougeole et dans certains eczémas chroniques.

Les bains de chaleur lumineuse sont indiqués chez les sujets nerveux, faibles ou convalescents, qui ne pourraient pas supporter les bains de vapeur ou les autres formes du bain de sueur. Le bain d'étuve provoque presque toujours et particulièrement s'il s'agit de personnes affaiblies une forte prostration ; après le bain de chaleur lumineuse, au contraire le malade éprouve une sensation de bien-être et de vigueur.

Enfin on aura recours aux bains de chaleur lumineuse chaque fois qu'il sera nécessaire de soumettre le corps humain à des températures élevées, pour obtenir des modifications profondes dans l'organisme.

CONCLUSIONS

En résumé le bain de chaleur lumineuse est supérieur à tout autre agent thérapeutique employé comme diaphorétique, (bains turcs-romains, bains russes) pour la rapidité avec laquelle il provoque une transpiration profuse avec une température plus basse et pour l'action stimulante qu'il exerce sur toutes les fonctions de l'organisme ; action due aux rayons ultra-violets dégagés par les lampes électriques.

L'influence salutaire de la lumière électrique ressentie par nombre de malades atteints d'affections diverses est due en partie à des changements favorables du sang, et en partie à une augmentation du métabolisme (docteur Max Heins).

TABLE DES MATIÈRES

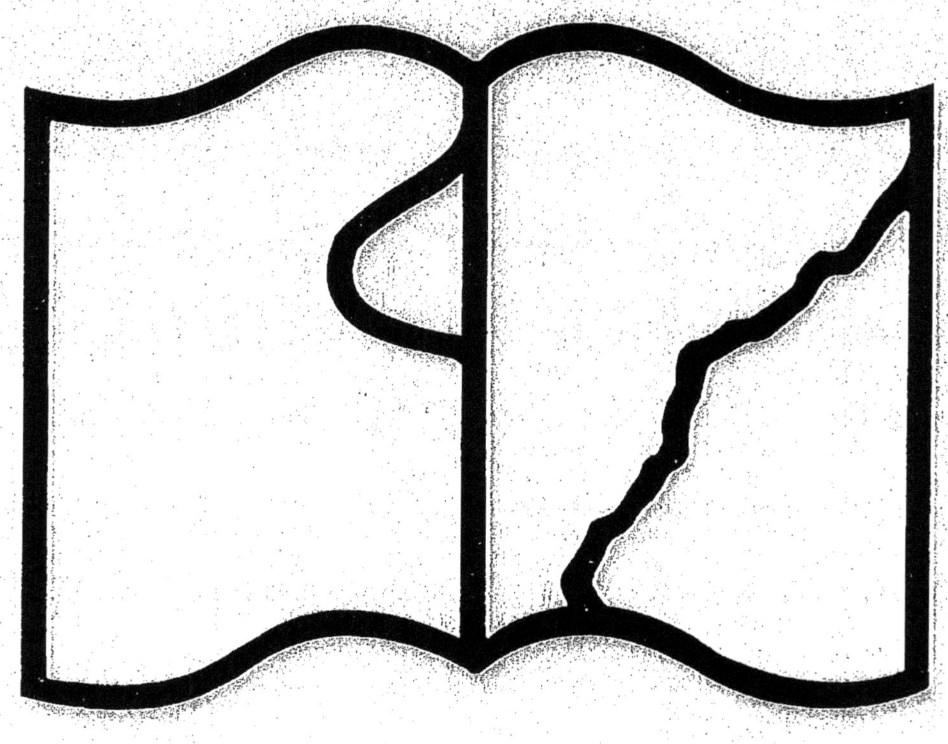

Texte détérioré — reliure défectueuse

NF Z 43-120-11

9 782013 555296